58 Recetas de Jugos Para Personas Con Anemia:

La Solución Con Jugos Para Incrementar el Hambre y Devolverle el Apetito Sin Tratamientos Médicos

Por

Joe Correa CSN

DERECHOS DE AUTOR

RECONOCIMIENTOS

Este libro está dedicado a mis amigos y familiares que han tenido una leve o grave enfermedad, para que puedan encontrar una solución y hacer los cambios necesarios en su vida.

58 Recetas de Jugos Para Personas Con Anemia:

La Solución Con Jugos Para Incrementar el Hambre y Devolverle el Apetito Sin Tratamientos Médicos

Por

Joe Correa CSN

CONTENIDOS

ACERCA DEL AUTOR

Luego de años de investigación, honestamente creo en los efectos positivos que una nutrición apropiada puede tener en el cuerpo y la mente. Mi conocimiento y experiencia me han ayudado a vivir más saludablemente a lo largo de los años y los cuales he compartido con familia y amigos. Cuanto más sepa acerca de comer y beber saludable, más pronto querrá cambiar su vida y sus hábitos alimenticios.

La nutrición es una parte clave en el proceso de estar saludable y vivir más, así que empiece ahora. El primer paso es el más importante y el más significativo.

INTRODUCCIÓN

58 Recetas de Jugos Para Personas Con Anemia: la Solución Con Jugos Para Incrementar el Hambre y Devolverle el Apetito Sin Tratamientos Médicos

Por Joe Correa CSN

La pérdida de apetito es una condición común en todos en algún momento. Es causada por el estrés, desbalance hormonal, y nutrición irregular o inadecuada. Usualmente, dura algunos días o incluso semanas. Sin embargo, si la pérdida de apetito continua por un período más largo, podría ser una buena idea visitar a su médico. La pérdida de apetito a largo plazo puede dañar seriamente su salud, y llevar a complicaciones severas. Las causas más comunes de pérdida de apetito son la baja presión sanguínea, enfermedad del hígado, enfermedad del estómago, constipación severa, y condiciones mentales variadas. En la mayoría de los casos, se relaciona a la fatiga y el estrés.

La pérdida de apetito a largo plazo puede derivar en anemia, una condición de salud causada por la falta de células rojas o hemoglobina en la sangre. La anemia es causada por la falta de hierro en sangre. Como alguien que se alimenta como debería, usted está en peligro de privarse de este mineral importante.

Los síntomas más comunes de la anemia, y a veces de condiciones más severas de absorción de hierro en el tracto intestinal, son:

- Pérdida de apetito a largo plazo
- Fatiga
- Tono de piel pálido
- Migrañas
- Mareos
- Ansiedad

La clave para curar esta condición y ganar un apetito saludable recae en una dieta saludable. La cantidad apropiada de nutrientes es crucial para volver su cuerpo al balance. Además, tendrá que aprender qué y cómo comerlo, tendrá que tomar el tiempo de cada comida para que su metabolismo vuelva a funcionar.

Tener un cronograma para comer los alimentos correctos es importante para incrementar el apetito. No significa que tenga que comer mucho cada día. Por el contrario, significa obtener porciones más pequeñas 5-6 veces al día, con un rango amplio de bocadillos saludables incluidos en su dieta.

La mejor forma de ingerir los nutrientes correctos de la comida es consumir jugos frescos. Muchas frutas y vegetales, repletos de vitaminas, minerales y fibra, son una solución ideal para limpiar su cuerpo y mejorar su tracto digestivo.

Este libro ofrece una colección de recetas de jugos saludables y deliciosos que mejorarán su apetito en nada de tiempo. Además, están repletos de alimentos con hierro, que le ayudarán a deshacerse de la anemia en solo unos días. Asegúrese de probarlos a todos y disfrutarlos.

58 RECETAS DE JUGOS PARA PERSONAS CON ANEMIA: LA SOLUCIÓN CON JUGOS PARA INCREMENTAR EL HAMBRE Y DEVOLVERLE EL APETITO SIN TRATAMIENTOS MÉDICOS

1.   Jugo de Manzana y Palta

Ingredientes:

1 manzana Dorada Deliciosa grande, sin centro

1 taza de palta, en cubos

1 taza de verdes de ensalada, en trozos

1 taza de menta fresca, en trozos

1 onza de leche

Preparación:

Pelar la palta y cortarla por la mitad. Remover el carozo y cortar en cubos. Rellenar un vaso medidor y reservar el resto en la nevera.

Lavar la manzana y cortarla por la mitad. Remover el centro y trozar. Dejar a un lado.

Combinar los verdes de ensalada y menta en un colador. Lavar bajo agua fría y colar. Trozar y dejar a un lado.

Combinar la palta, verdes de ensalada, menta y manzana en una juguera. Pulsar, transferir a un vaso y añadir la leche.

Servir inmediatamente.

Información nutricional por porción: Kcal: 324, Proteínas: 6.6g, Carbohidratos: 48.8g, Grasas: 23.2g

2. Jugo de Alcachofa y Pimiento

Ingredientes:

1 taza de alcachofa, en trozos

1 pimiento amarillo grande, en trozos

1 taza de Brotes de Bruselas, por la mitad

1 onza de agua

Preparación:

Recortar las hojas externas de la alcachofa. Lavarla y trozarla. Rellenar un vaso medidor y reservar el resto en la nevera.

Lavar el pimiento y cortarlo por la mitad. Remover las semillas. Trozar y dejar a un lado.

Lavar los brotes de Bruselas y recortar las capas marchitas. Cortarlos por la mitad y rellenar un vaso medidor. Dejar a un lado.

Combinar la alcachofa, pimiento y brotes de Bruselas en una juguera, y pulsar. Transferir a un vaso y añadir el agua.

Servir inmediatamente.

Información nutricional por porción: Kcal: 106, Proteínas: 9.6g, Carbohidratos: 30.9g, Grasas: 1.3g

3.   Jugo de Banana y Jengibre

Ingredientes:

1 banana grande, en trozos

2 cucharadita de jengibre fresco, rallado

1 taza de verdes de ensalada, en trozos

1 manzana Granny Smith pequeña, sin centro

1 taza de Brotes de Bruselas, por la mitad

1 onza de agua de coco

Preparación:

Pelar y trozar la banana. Dejar a un lado.

Pelar y trozar el nudo de jengibre pequeño. Rallarlo y reservar el resto.

Lavar la manzana y cortarla por la mitad. Remover el centro y trozar. Dejar a un lado.

Lavar los verdes de ensalada bajo agua fría. Colar, trozar y dejar a un lado.

Lavar los brotes de Bruselas y remover las capas marchitas. Cortar por la mitad y dejar a un lado.

Combinar la col rizada, banana, manzana y brotes de Bruselas en una juguera, y pulsar. Transferir a un vaso y añadir el agua de coco y jengibre.

Agregar hielo y servir inmediatamente.

Información nutricional por porción: Kcal: 223, Proteínas: 7.9g, Carbohidratos: 64.4g, Grasas: 1.6g

4.   Jugo de Guayaba y Palta

Ingredientes:

1 taza palta, en trozos

1 taza de ananá, en trozos

1 pepino entero, en rodajas

1 taza de menta fresca, en trozos

1 onza de agua

Preparación:

Pelar la palta y cortarla por la mitad. Remover el carozo y trozar. Reservar el resto en la nevera.

Cortar la parte superior del ananá. Pelarlo y trozar. Dejar a un lado.

Lavar el pepino y cortarlo en rodajas. Rellenar un vaso medidor y reservar el resto en la nevera.

Lavar la menta y colarla. Romper con las manos y dejar a un lado.

Combinar la guayaba, ananá, pepino y menta en una juguera, y pulsar. Transferir a un vaso y añadir el agua.

Refrigerar 10 minutos antes de servir.

Información nutricional por porción: Kcal: 317, Proteínas: 6.7g, Carbohidratos: 48.7g, Grasas: 22.1g

5.   Jugo de Manzana y Cantalupo

Ingredientes:

1 manzana Granny Smith pequeña, sin centro

1 gajo grande de cantalupo, en trozos

1 taza de menta fresca, en trozos

1 taza de verdes de mostaza, en trozos

1 onza de leche

Preparación:

Lavar la manzana y cortarla por la mitad. Remover el centro y trozar. Dejar a un lado.

Cortar el cantalupo por la mitad. Cortar un gajo grande y pelarlo. Trozar y dejar a un lado. Reservar el resto en la nevera.

Combinar la menta y verdes de mostaza en un colador, y lavar bien. Colar y trozar. Dejar a un lado.

Combinar la manzana, cantalupo, menta y verdes de ensalada en una juguera, y pulsar.

Transferir a un vaso y añadir el agua. Refrigerar 5 minutos antes de servir.

Información nutricional por porción: Kcal: 152, Proteínas: 5.6g, Carbohidratos: 41.7g, Grasas: 1.3g

6.   Jugo de Canela y Banana

Ingredientes:

1 banana pequeña, en trozos

¼ cucharadita de canela, molida

1 taza de sandía, en cubos

1 taza de cantalupo, en cubos

1 onza leche

Preparación:

Pelar la banana y trozarla. Dejar a un lado.

Cortar la sandía por la mitad. Para una taza, necesitará un gajo grande. Pelarlo y trozarlo. Remover las semillas y rellenar un vaso medidor. Reservar el resto en la nevera.

Cortar el cantalupo por la mitad y remover las semillas. Cortar y pelar dos gajos medianos. Rellenar un vaso medidor y reservar el resto.

Combinar la banana, sandía, cantalupo y canela en una juguera, y pulsar. Transferir a un vaso y refrigerar 10 minutos antes de servir.

Información nutricional por porción: Kcal: 186, Proteínas: 4.3g, Carbohidratos: 48.3g, Grasas: 1.3g

7.   Jugo de Pepino

Ingredientes:

1 taza de batatas, en cubos

1 alcachofa mediana, en trozos

1 taza de pepino, en rodajas

1 taza de repollo verde, en trozos

Preparación:

Lavar el pepino y cortarlo en rodajas finas. Rellenar un vaso medidor y reservar el resto.

Pelar la batata y cortarla en cubos pequeños Poner en una olla de agua hirviendo y cocinar por 10 minutos. Colar y dejar a un lado.

Pelar la alcachofa y trozarla. Dejar a un lado.

Lavar el repollo bajo agua fría y romper con las manos. Dejar a un lado.

Combinar el pepino, batatas, alcachofa y repollo en una juguera, y pulsar. Transferir a un vaso y refrigerar 5 minutos antes de servir.

Información nutricional por porción: Kcal: 150, Proteínas: 7.7g, Carbohidratos: 47.3g, Grasas: 0.4g

8. Jugo de Pera y Banana

Ingredientes:

1 pera pequeña, sin centro y en trozos

1 banana mediana, sin piel y en trozos

1 manzana Roja Deliciosa pequeña, sin centro

1 nudo de jengibre pequeño, sin piel y en rodajas

1 taza de espinaca fresca, en trozos

Preparación:

Lavar la pera y remover el centro. Trozar y dejar a un lado.

Pelar y trozar la banana. Dejar a un lado.

Lavar la manzana y cortarla por la mitad. Remover el centro y trozar. Dejar a un lado.

Pelar y trozar el jengibre. Dejar a un lado.

Lavar la espinaca bajo agua fría. Colar y trozar. Dejar a un lado.

Combinar la pera, banana, manzana, jengibre y espinaca en una juguera, y pulsar. Transferir a un vaso y refrigerar 5 minutos antes de servir.

Información nutricional por porción: Kcal: 247, Proteínas: 1.7g, Carbohidratos: 73.9g, Grasas: 1.7g

9.   Jugo de Coco y Zanahoria

Ingredientes:

1 onza de agua de coco

1 zanahoria grande, en rodajas

1 manzana Dorada Deliciosa pequeña, sin centro y en trozos

1 taza de mango, en trozos

Preparación:

Lavar y pelar la zanahoria. Trozar y dejar a un lado.

Lavar la manzana y cortarla por la mitad. Remover el centro y trozar. Dejar a un lado.

Pelar y trozar el mango. Rellenar un vaso medidor y reservar el resto.

Combinar la zanahoria, manzana y mango en una juguera, y pulsar. Transferir a un vaso y añadir el agua de coco. Agregar hielo picado y servir inmediatamente.

Información nutricional por porción: Kcal: 179, Proteínas: 2.6g, Carbohidratos: 51.2g, Grasas:1.1g

10.   Jugo de Banana y Sandía

Ingredientes:

1 banana mediana, sin piel y en trozos

1 taza de sandía, en cubos

1 taza de apio, en trozos

1 onza de agua

Preparación:

Pelar y trozar la banana. Dejar a un lado.

Cortar la sandía por la mitad. Para una taza, necesitará un gajo grande. Pelarlo y cortarlo en cubos pequeños. Remover las semillas y rellenar un vaso medidor. Reservar el resto en la nevera.

Lavar y trozar el apio. Rellenar un vaso medidor y reservar el resto.

Combinar la banana, sandía y apio en una juguera, y pulsar. Transferir a un vaso y añadir el agua.

Agregar hielo y servir inmediatamente.

Información nutricional por porción: Kcal: 147, Proteínas: 2.9g, Carbohidratos: 41.4g, Grasas: 0.8g

11.   Jugo de Ananá y Damasco

Ingredientes:

1 taza de ananá, en trozos

5 damascos grandes, sin carozo y en trozos

¼ cucharadita de canela, molida

1 gajo pequeño de cantalupo

Preparación:

Cortar la parte superior del ananá y pelarlo. Trozar, rellenar un vaso medidor y dejar a un lado.

Lavar los damascos y cortarlos por la mitad. Remover los carozos y trozar. Dejar a un lado.

Cortar el cantalupo por la mitad y remover las semillas. Cortar y pelar dos gajos medianos. Rellenar un vaso medidor y reservar el resto.

Combinar el ananá, damascos y cantalupo en una juguera, y pulsar. Transferir a un vaso y añadir la canela.

Refrigerar 5 minutos antes de servir.

Información nutricional por porción: Kcal: 237, Proteínas: 5.4g, Carbohidratos: 69.1g, Grasas: 5.4g

12.   Jugo Picante de Manzana y Pepino

Ingredientes:

1 manzana Roja Deliciosa pequeña, en trozos

1 taza de pepino, en rodajas

1 taza de frijoles verdes, en trozos

2 tazas de verdes de nabo, en trozos

½ cucharadita jengibre, molido

Preparación:

Lavar la manzana y cortarla por la mitad. Remover el centro y trozar. Dejar a un lado.

Lavar el pepino y cortarlo en rodajas. Rellenar un vaso medidor y reservar el resto en la nevera. Dejar a un lado.

Lavar los frijoles y ponerlos en una olla de agua hirviendo. Cocinar por 10 minutos y remover. Colar y trozar.

Lavar los verdes de nabo bajo agua fría. Trozar y dejar a un lado.

Pelar el jengibre y trozarlo. Dejar a un lado.

Combinar la manzana, pepino, frijoles, verdes de nabo y jengibre en una juguera, y pulsar. Transferir a un vaso y agregar algunos cubos de hielo.

Servir inmediatamente.

Información nutricional por porción: Kcal: 122, Proteínas: 3.7g, Carbohidratos: 34.2g, Grasas: 0.8g

13.   Jugo de Jengibre y Ananá

Ingredientes:

1 taza de ananá, en trozos

1 taza de sandía, en cubos

2 tazas de Lechuga Iceberg, en trozos

¼ cucharadita de jengibre, molido

Preparación:

Cortar la parte superior del ananá y pelarlo. Trozar, rellenar un vaso medidor y dejar a un lado.

Cortar la parte superior de la sandía. Cortarla por la mitad y remover un gajo grande. Pelarlo, cortarlo en cubos y remover las semillas. Rellenar un vaso medidor. Reservar el resto en la nevera.

Lavar la lechuga bajo agua fría. Colar y romper con las manos. Dejar a un lado.

Combinar el ananá, sandía y lechuga en una juguera, y pulsar. Transferir a un vaso y añadir el jengibre.

Servir inmediatamente.

Información nutricional por porción: Kcal: 127, Proteínas: 3.1g, Carbohidratos: 35.8g, Grasas: 0.6g

14.   Jugo de Canela y Fuji

Ingredientes:

1 manzana Fuji pequeña, sin centro y en trozos

¼ cucharadita de canela, molida

1 taza frutillas, en trozos

1 taza de sandía, en cubos

1 taza de menta fresca, en trozos

Preparación:

Lavar la manzana y cortarla por la mitad. Remover el centro y trozar. Dejar a un lado.

Lavar las frutillas y remover las ramas. Trozar y dejar a un lado.

Cortar la parte superior de la sandía. Cortarla por la mitad y remover un gajo grande. Pelarlo y cortarlo en cubos. Remover las semillas y llenar un vaso medidor. Reservar el resto en la nevera.

Lavar y trozar la menta. Dejar a un lado.

Combinar las manzanas, frutillas, sandía y menta en una juguera, y pulsar. Transferir a un vaso y añadir la canela.

Agregar hielo picado y servir inmediatamente.

Información nutricional por porción: Kcal: 154, Proteínas: 3.5g, Carbohidratos: 45.8g, Grasas: 1.1g

15.   Jugo de Berro y Pepino

Ingredientes:

1 taza de berro, en trozos

1 taza de pepino, en rodajas

1 calabacín pequeño, en trozos

1 taza de chirivías, en rodajas

1 onza agua

Preparación:

Lavar el berro bajo agua fría. Colar y trozar. Dejar a un lado.

Lavar el pepino y cortarlo en rodajas finas. Rellenar un vaso medidor y reservar el resto. Dejar a un lado.

Pelar el calabacín y cortarlo en rodajas. Dejar a un lado.

Lavar las chirivías y recortar las partes verdes. Pelar y cortar en rodajas. Dejar a un lado.

Combinar el berro, pepino, calabacín y chirivías en una juguera, y pulsar. Transferir a un vaso y añadir el agua.

Agregar hielo y servir inmediatamente.

Información nutricional por porción: Kcal: 99, Proteínas: 4.2g, Carbohidratos: 29.9g, Grasas: 0.9g

16.   Jugo de Lechuga y Espárragos

Ingredientes:

2 tazas de Lechuga romana, rallada

1 taza de espárragos, recortados

5 rábanos grandes, en trozos

2 puerro entero, en trozos

2 tazas de pepino, en rodajas

Preparación:

Lavar la lechuga bajo agua fría. Rallarla y llenar un vaso medidor. Reservar el resto.

Lavar los espárragos y recortar las puntas. Trozar y dejar a un lado.

Lavar los rábanos y recortar las partes verdes. Pelar y cortar en rodajas. Dejar a un lado.

Lavar el puerro y trozarlo. Dejar a un lado.

Lavar el pepino y cortarlo en rodajas finas. Rellenar un vaso medidor y reservar el resto en la nevera.

Combinar la lechuga, espárragos, rábanos, puerro y pepino en una juguera, y pulsar. Transferir a un vaso y añadir hielo picado antes de servir.

Información nutricional por porción: Kcal: 137, Proteínas: 7.3g, Carbohidratos: 37g, Grasas: 1g

17.   Jugo de Palta y Manzana

Ingredientes:

1 taza de palta, en cubos

1 manzana Roja Deliciosa pequeña, sin centro

1 taza de albahaca fresca, en trozos

1 durazno pequeño, en trozos

1 onza de leche

Preparación:

Pelar la palta y cortarla por la mitad. Remover el carozo y cortar en cubos. Llenar un vaso medidor y reservar el resto.

Lavar la manzana y cortarla por la mitad. Remover el centro y trozar. Dejar a un lado.

Lavar la albahaca bajo agua fría. Colar y trozar. Dejar a un lado.

Lavar el durazno y cortarlo por la mitad. Remover el carozo y trozar. Dejar a un lado.

Combinar la albahaca, palta, manzana y durazno en una juguera, y pulsar. Transferir a un vaso y añadir la leche.

Agregar hielo y servir inmediatamente.

Información nutricional por porción: Kcal: 317, Proteínas: 6.5g, Carbohidratos: 46.7g, Grasas: 23.8g

18.   Jugo de Banana y Frambuesa

Ingredientes:

1 banana mediana, en rodajas

1 taza de frambuesas

2 peras medianas, en trozos

1 taza de pepino, en rodajas

Preparación:

Pelar y trozar la banana. Dejar a un lado.

Lavar las frambuesas. Colar y dejar a un lado.

Lavar la pera y cortarla por la mitad. Remover el centro y trozar. Dejar a un lado.

Lavar el pepino y cortarlo en rodajas finas. Rellenar un vaso medidor y reservar el resto.

Combinar la banana, frambuesas, pera y pepino en una juguera, y pulsar. Transferir a un vaso y servir.

Información nutricional por porción: Kcal: 290, Proteínas: 4.4g, Carbohidratos: 97.7g, Grasas: 1.8g

19.   Jugo de Apio y Manzana

Ingredientes:

1 tallo de apio grande, en trozos

1 manzana Fuji pequeña, sin centro

1 cucharada de jugo de aloe

1 taza de pepino, en rodajas

1 banana mediana, en rodajas

Preparación:

Lavar y trozar el tallo de apio. Dejar a un lado.

Lavar la manzana y cortarla por la mitad. Remover el centro y trozar. Dejar a un lado.

Lavar el pepino y cortarlo en rodajas finas. Rellenar un vaso medidor y reservar el resto. Dejar a un lado.

Pelar la banana y trozarla. Dejar a un lado.

Combinar el apio, manzana, pepino y banana en una juguera. Pulsar.

Transferir a un vaso y añadir el jugo de aloe.

Agregar hielo picado y servir inmediatamente.

Información nutricional por porción: Kcal: 174, Proteínas: 2.7g, Carbohidratos: 50.3g, Grasas: 0.8g

20.   Jugo de Jengibre y Lechuga

Ingredientes:

1 taza de Lechuga romana, en trozos

¼ cucharadita de jengibre, molido

1 taza de ananá, en trozos

1 taza de menta fresca, en trozos

1 taza de berro, en trozos

Preparación:

Combinar la lechuga, berro y menta en un colador grande. Lavar bajo agua fría y trozar. Dejar a un lado.

Cortar la parte superior del ananá. Pelarlo y trozar. Dejar a un lado.

Combinar la lechuga, ananá, menta y berro en una juguera. Pulsar.

Transferir a un vaso y añadir hielo antes de servir.

Información nutricional por porción: Kcal: 90, Proteínas: 3.2g, Carbohidratos: 27.3g, Grasas: 0.6g

21.   Jugo de Fuji y Chía

Ingredientes:

2 manzanas Fuji grandes, sin centro

1 cucharada de semillas de chía

3 zanahorias grandes, en rodajas

½ cucharadita de jengibre, molido

Preparación:

Remover el centro de las manzanas y trozarlas. Combinar con la zanahoria.

Remojar las semillas de chía en 4 cucharadas de agua caliente por 10 minutos.

Lavar y trozar las zanahorias. Dejar a un lado.

Procesar las manzanas, chía, zanahorias en una juguera, y pulsar. Transferir a un vaso y añadir la semilla de chía.

Refrigerar 10 minutos antes de servir.

Información nutricional por porción: Kcal: 177, Proteínas: 3.2g, Carbohidratos: 28.4g, Grasas: 4.6g

22.   Jugo de Ananá y Limón

Ingredientes:

1 taza de ananá, sin piel y en trozos

½ limón grande, sin piel

1 taza de sandía, sin piel ni semillas

½ cucharadita de jengibre, molido

1 onza leche

Preparación:

Pelar el ananá. Trozarlo y rellenar un vaso medidor. Reservar el resto.

Pelar y cortar el limón por la mitad. Dejar a un lado.

Pelar y trozar la sandía. Remover las semillas. Dejar a un lado.

Procesar el ananá, limón y sandía en una juguera Transferir a vasos y añadir el jengibre y leche.

Agregar hielo y servir inmediatamente.

Información nutricional por porción: Kcal: 45, Proteínas: 2.3g, Carbohidratos: 11.3g, Grasas: 1.4g

23.   Jugo de Espinaca y Perejil

Ingredientes:

½ taza de espinaca fresca, en trozos

2 cucharadas de perejil fresco, en trozos

2 zanahorias grandes, en rodajas

2 manzanas grandes, sin centro

¼ cucharadita de jengibre, molido

1 cucharada de linaza

Preparación:

Lavar la espinaca y perejil bajo agua fría. Colar y romper con las manos. Dejar a un lado.

Trozar las zanahorias y ponerlas en un tazón.

Lavar y remover el centro de las manzanas. Trozar y dejar a un lado.

Procesar la espinaca, perejil, zanahoria y manzana. Transferir a un vaso y añadir el jengibre. Rociar con linaza y servir inmediatamente.

Información nutricional por porción: Kcal: 119, Proteínas: 4.3g, Carbohidratos: 62.2g, Grasas: 2.3g

24. Jugo de Naranja y Zanahoria

Ingredientes:

2 naranjas grandes, sin piel

1 pepino grande, sin piel

1 zanahoria grande, en rodajas

1 taza de brócoli, en trozos

Preparación:

Pelar las naranjas y dividir en gajos.

Lavar y pelar la zanahoria. Cortar en rodajas finas y dejar a un lado.

Pelar y trozar el pepino. Dejar a un lado.

Lavar el brócoli. Trozar y dejar a un lado.

Procesar las naranjas, zanahoria, pepino y brócoli en una juguera, y pulsar. Transferir a un vaso y añadir miel o jarabe de arce.

Revolver bien y agregar cubos de hielo antes de servir.

Información nutricional por porción: Kcal: 68, Proteínas: 2.3g, Carbohidratos: 19.7g, Grasas: 0.1g

25.   Jugo de Lima y Pera

Ingredientes:

1 lima, sin piel

1 pera grande, sin centro

1 taza de uvas verdes

2 pepinos grandes

Preparación:

Pelar y cortar la lima en cuartos. Dejar a un lado.

Lavar la pera y remover el centro. Trozar y dejar a un lado.

Lavar las uvas verdes bajo agua fría y colar. Dejar a un lado.

Procesar la lima, pera, uvas y pepinos en una juguera. Pulsar. Transferir a vasos y revolver bien.

Refrigerar 25 minutos antes de servir.

Información nutricional por porción: Kcal: 113, Proteínas: 18.3g, Carbohidratos: 31.3g, Grasas: 0.1g

26.   Jugo de Naranja y Apio

Ingredientes:

1 naranja grande, sin piel

1 taza apio, en trozos

6 rábanos medianos, en trozos

1 hinojo pequeño, en trozos

1 pepino entero, en rodajas

Preparación:

Pelar y dividir la naranja en gajos.

Lavar y trozar el apio. Dejar a un lado.

Lavar y trozar los rábanos. Dejar a un lado.

Recortar los tallos de hinojo y las capas marchitas. Lavar y trozar. Dejar a un lado.

Lavar y trozar el pepino.

Procesar la naranja, apio, rábanos, hinojo y pepino en una juguera. Transferir a vasos y añadir agua para ajustar el espesor.

Agregar hielo y servir.

Información nutricional por porción: Kcal: 110, Proteínas: 6.1g, Carbohidratos: 28.7g, Grasas: 1.2g

27.   Jugo de Limón y Romero

Ingredientes:

2 limón entero, sin piel

½ cucharadita de romero fresco

3 pomelos enteros, sin piel

2 naranjas grandes, sin piel

Preparación:

Pelar el limón y cortarlo en cuartos. Dejar a un lado.

Pelar los pomelos y dividirlos en gajos. Cortar cada gajo por la mitad y dejar a un lado.

Pelar las naranjas y dividirlas en gajos. Dejar a un lado.

Procesar los pomelos y naranjas. Transferir a un vaso y rociar con romero fresco.

Información nutricional por porción: Kcal: 137, Proteínas: 3.2g, Carbohidratos: 35.5g, Grasas: 0.1g

## 28.	Jugo Dulce de Granada

Ingredientes:

½ taza de semillas de granada

½ taza de col rizada fresca

1 manzana Dorada Deliciosa grande, sin centro

¼ cucharadita de jengibre, molido

1 cucharada jarabe de arce

Preparación:

Cortar la parte superior de la granada y deslizar hacia las membranas blancas. Remover las semillas a un tazón mediano.

Lavar la col rizada. Colar y trozar. Dejar a un lado.

Lavar la manzana y remover el centro. Trozar y dejar a un lado.

Procesar las semillas de granada, col rizada y manzana en una juguera, y pulsar.

Transferir a vasos y añadir el jengibre. Agregar agua para ajustar el espesor y el jarabe de arce.

Agregar algunos cubos de hielo y servir inmediatamente.

Información nutricional por porción: Kcal: 194, Proteínas: 6.2g, Carbohidratos: 54.2g, Grasas: 2.4g

29.   Jugo de Limón y Berro

Ingredientes:

1 limón grande, sin piel

1 taza de berro, en trozos

1 taza de ananá, en trozos

2 zanahorias grandes, en rodajas

2 cucharadita de jengibre fresco, rallado

Preparación:

Pelar el limón y cortarlo en cuartos. Dejar a un lado.

Lavar el berro y zanahorias. Romper el berro con las manos y dejar a un lado. Cortar las zanahorias en rodajas finas. Dejar a un lado.

Pelar y trozar el ananá. Dejar a un lado.

Pelar la raíz de jengibre y cortarla por la mitad.

Procesar el limón, berro, ananá, zanahorias y jengibre. Transferir a vasos y añadir un poco de agua o leche para ajustar el espesor.

Agregar hielo y servir.

Información nutricional por porción: Kcal: 101, Proteínas: 3.1g, Carbohidratos: 34.2g, Grasas: 1.1g

30.   Jugo de Chía y Pimiento

Ingredientes:

1 pimiento amarillo grande, sin semillas

3 cucharadas de semillas de chía

1 manzana Dorada Deliciosa grande, sin centro

1 limón entero, sin piel

Preparación:

Lavar el pimiento y cortarlo por la mitad. Remover las semillas y trozar.

Lavar la manzana y remover el centro. Trozar y dejar a un lado.

Pelar el limón y cortarlo en cuartos. Dejar a un lado.

Procesar el pimiento, manzana y limón en una juguera.

Transferir a vasos y añadir las semillas de chía. Agregar un poco de leche.

Revolver bien y refrigerar 10 minutos antes de servir.

Información nutricional por porción: Kcal: 135, Proteínas: 4.2g, Carbohidratos: 31.3g, Grasas: 6.2g

31.   Jugo de Tomate y Zanahoria

Ingredientes:

3 tomates grandes, en trozos

4 zanahorias grandes, en rodajas

2 calabacines medianos, sin piel y en trozos

1 taza espárragos, recortados y en trozos

Preparación:

Lavar los tomates y cortarlos en cuartos. Reservar el jugo. Dejar a un lado.

Lavar y trozar las zanahorias. Dejar a un lado.

Pelar el calabacín y remover las semillas. Trozar y dejar a un lado.

Lavar los espárragos y remover las puntas. Trozar y dejar a un lado.

Combinar los tomates, zanahorias, calabacín y espárragos en una juguera, y pulsar.

Transferir a vasos y añadir un poco de leche para ajustar el espesor.

Servir inmediatamente.

Información nutricional por porción: Kcal: 92, Proteínas: 5.4g, Carbohidratos: 27.3g, Grasas: 0.9g

32. Jugo de Apio y Menta

Ingredientes:

1 taza apio, en trozos

¼ taza de menta fresca

1 lima grande, sin piel

3 onzas de agua de coco

¼ taza de espinaca fresca

Preparación:

Lavar los tallos de apio y trozarlos. Dejar a un lado.

Lavar la espinaca y menta en un colador. Trozar y poner en un tazón mediano. Añadir agua tibia y dejar reposar 5 minutos.

Pelar y cortar la lima en cuartos. Dejar a un lado.

Combinar el apio, menta, lima y espinaca en una juguera, y pulsar.

Transferir a vasos y añadir agua de coco.

Refrigerar 10 minutos y servir.

Información nutricional por porción: Kcal: 45, Proteínas: 2.2g, Carbohidratos: 16.8g, Grasas: 1.6g

33. Jugo de Zanahoria y Limón

Ingredientes:

3 zanahorias grandes

1 limón grande, sin piel

1 pepino mediano

1 pera grande, sin centro

¼ taza de menta fresca

½ taza de brócoli

1 rodaja de jengibre pequeña, 1 pulgada

½ cucharadita de polvo de té verde

Preparación:

Lavar y trozar las zanahorias. Dejar a un lado.

Pelar el limón y cortarlo en cuartos. Dejar a un lado.

Lavar y trozar el pepino. Dejar a un lado.

Lavar la pera y remover el centro. Trozar y dejar a un lado.

Combinar el brócoli y menta en un colador, y lavar bajo agua fría. Colar y dejar a un lado.

Pelar el jengibre y dejar a un lado.

Combinar el polvo de té y agua caliente en una taza pequeña. Dejar reposar 10 minutos.

Combinar las zanahorias, limón, pepino, pera, menta, brócoli y jengibre en una juguera. Pulsar.

Transferir a un vaso y añadir la mezcla de té.

Agregar hielo y servir.

Información nutricional por porción: Kcal: 141, Proteínas: 5.5g, Carbohidratos: 45.7g, Grasas: 0.9g

34.   Jugo Dulce de Pomelo

Ingredientes:

1 taza de pomelo, en trozos

1 cucharadita de miel líquida

2 naranjas grandes, sin piel

¼ cucharadita de jengibre, molido

Preparación:

Pelar el pomelo y dividirlo en gajos. Cortar cada gajo por la mitad y dejar a un lado.

Pelar las naranjas y dividirlas en gajos. Dejar a un lado.

Lavar las hojas de col rizada y trozarla.

Procesar el pomelo y naranjas en una juguera. Transferir a vasos y añadir agua para ajustar el espesor. Agregar la miel líquida y jengibre.

Agregar hielo y servir inmediatamente.

Información nutricional por porción: Kcal: 128, Proteínas: 7.3g, Carbohidratos: 34.5g, Grasas: 1.1g

35. Jugo de Zanahoria y Naranja

Ingredientes:

2 zanahorias grandes

1 naranja grande, sin piel

1 taza de frutillas frescas

2 manzanas Fuji grandes, sin centro

1 pimiento grande, sin semillas

Preparación:

Lavar las zanahorias y trozarlas. Dejar a un lado.

Pelar la naranja y dividirla en gajos. Dejar a un lado.

Lavar las frutillas y cortarlas por la mitad. Dejar a un lado.

Lavar las manzanas y cortarlas por la mitad. Remover el centro y trozar. Dejar a un lado.

Lavar el pimiento y cortarlo por la mitad. Remover las semillas y trozar.

Procesar las zanahorias, naranja, frutillas, manzanas y pimiento en una juguera. Transferir a un vaso y añadir el jugo de tomate.

Refrigerar 15 minutos antes de servir.

Información nutricional por porción: Kcal: 104, Proteínas: 3.9g, Carbohidratos: 31.2g, Grasas: 1.1g

36.   Jugo de Acelga y Jengibre

Ingredientes:

1 taza de Acelga, en trozos

¼ cucharadita de jengibre, molido

1 cucharadita de polvo de té verde

2 tazas de espinaca, en trozos

1 taza de berro, en trozos

1 taza de col rizada, en trozos

1 onza de agua

Preparación:

Combinar la acelga, espinaca, berro y col rizada en un colador grande. Lavar bajo agua fría. Colar y trozar.

Poner el polvo de té en un tazón pequeño. Añadir 3 cucharadas de agua caliente y revolver. Dejar reposar 3 minutos.

Combinar la acelga, espinaca, berro y col rizada en una juguera, y pulsar. Transferir a un vaso y añadir el jengibre y agua.

Refrigerar 10 minutos antes de servir.

Información nutricional por porción: Kcal: 87, Proteínas: 16.3g, Carbohidratos: 22.9g, Grasas: 2.4g

37. Jugo de Canela y Papaya

Ingredientes:

1 taza de papaya, en trozos

¼ cucharadita de canela, molida

1 pomelo entero, sin piel

1 naranja grande, sin piel

1 taza de pepino, en rodajas

2 cucharadas de agua de coco

Preparación:

Pelar la papaya y trozarla. Rellenar un vaso medidor y reservar el resto en la nevera.

Pelar el pomelo y naranja. Dividir en gajos. Cortar cada gajo por la mitad y dejar a un lado.

Lavar el pepino y cortarlo en rodajas finas. Rellenar un vaso medidor y reservar el resto.

Combinar la papaya, pomelo, naranja y pepino en una juguera, y pulsar.

Transferir a un vaso y añadir la canela y agua de coco.

Refrigerar 5 minutos antes de servir.

Información nutricional por porción: Kcal: 214, Proteínas: 4.6g, Carbohidratos: 65.4g, Grasas: 1g

38. Jugo de Palta y Cúrcuma

Ingredientes:

1 taza de palta, en cubos

¼ cucharadita de cúrcuma, molida

1 taza de alcachofa, en trozos

1 taza de espinaca fresca, en trozos

1 taza de repollo verde, en trozos

Preparación:

Recortar las capas externas de la alcachofa. Trozar y rellenar un vaso medidor. Reservar el resto.

Combinar la espinaca y repollo en un colador grande. Lavar bajo agua fría. Colar y trozar. Dejar a un lado.

Pelar la palta y cortarla por la mitad. Remover el carozo y cortar en cubos. Rellenar un vaso medidor y reservar el resto en la nevera.

Combinar la palta, alcachofa, espinaca y repollo en una Juguera, y pulsar. Transferir a un vaso y añadir la cúrcuma.

Refrigerar 5 minutos antes de servir.

Información nutricional por porción: Kcal: 282, Proteínas: 15.4g, Carbohidratos: 42.6g, Grasas: 23.2g

39.   Jugo de Pomelo y Manzana

Ingredientes:

1 pomelo entero, sin piel y en gajos

1 manzana Roja Deliciosa pequeña, sin centro

2 limones enteros, sin piel y por la mitad

1 taza de mango, en trozos

¼ cucharadita de jengibre, molido

1 cucharada néctar de agave

1 onza de leche

Preparación:

Pelar el pomelo y dividirlo en gajos. Cortar cada gajo por la mitad y dejar a un lado.

Lavar la manzana y cortarla por la mitad. Remover el centro y trozar. Dejar a un lado.

Pelar los limones y cortarlos por la mitad. Dejar a un lado.

Pelar y trozar el mango. Rellenar un vaso medidor y reservar el resto. Dejar a un lado.

Combinar el pomelo, manzana, limón y mango en una juguera, y pulsar. Transferir a un vaso y añadir el jengibre, leche y agave.

Agregar algunos cubos de hielo y servir inmediatamente.

Información nutricional por porción: Kcal: 155, Proteínas: 4.5g, Carbohidratos: 23.8g, Grasas: 1.8g

40. Jugo de Canela y Sandía

Ingredientes:

1 taza de sandía, en trozos

¼ cucharadita de canela, molida

1 pera grande, en trozos

1 taza de arándanos agrios

1 limón entero, sin piel

1 onza de agua

Preparación:

Cortar la sandía por la mitad. Cortar un gajo grande y reservar el resto en la nevera. Pelarlo y cortar en cubos. Remover las semillas y llenar un vaso medidor. Dejar a un lado.

Lavar la pera y cortarla por la mitad. Remover el centro y trozar. Dejar a un lado.

Poner los arándanos agrios en un colador y lavar bajo agua fría. Colar y dejar a un lado.

Pelar el limón y cortarlo por la mitad. Dejar a un lado.

Combinar la sandía, pera, arándanos agrios y limón en una juguera, y pulsar. Transferir a un vaso y añadir la canela y agua.

Refrigerar 15 minutos antes de servir.

Información nutricional por porción: Kcal: 186, Proteínas: 2.8g, Carbohidratos: 64.1g, Grasas: 0.8g

41.   Jugo Picante de Cantalupo y Menta

Ingredientes:

1 taza de cantalupo, en trozos

1 taza de menta fresca, en trozos

1 naranja grande, sin piel

1 ciruela entera, en trozos

¼ cucharadita de cúrcuma, molida

¼ cucharadita de jengibre, molido

Preparación:

Cortar el cantalupo por la mitad. Remover las semillas y pulpa. Cortar y pelar un gajo grande. Trozarlo y llenar un vaso medidor. Reservar el resto en la nevera.

Lavar la menta bajo agua fría. Trozar y dejar a un lado.

Pelar y dividir la naranja en gajos. Cortar cada gajo por la mitad y dejar a un lado.

Lavar la ciruela y cortarla por la mitad. Remover el carozo y trozar. Dejar a un lado.

Combinar el cantalupo, menta, naranja y ciruela en una juguera, y pulsar. Transferir a un vaso y añadir la cúrcuma y jengibre.

Agregar hielo y servir inmediatamente.

Información nutricional por porción: Kcal: 151, Proteínas: 4.4g, Carbohidratos: 45.6g, Grasas: 0.9g

42.   Jugo de Pimiento y Romero

Ingredientes:

1 pimiento verde grande, en trozos

1 cucharadita de romero picado

1 tomate mediano, en trozos

1 taza de espinaca fresca, en trozos

1 limón entero, sin piel

Preparación:

Lavar el pimiento y cortarlo por la mitad. Remover las semillas. Trozar y dejar a un lado.

Lavar el tomate y ponerlo en un tazón pequeño. Trozar y reservar el jugo. Dejar a un lado.

Lavar la espinaca bajo agua fría. Colar y trozar. Dejar a un lado.

Pelar el limón y cortarlo por la mitad. Dejar a un lado.

Combinar el pimiento, tomate, espinaca y limón en una juguera, y pulsar. Transferir a un vaso y añadir el romero.

Agregar algunos cubos de hielo y servir inmediatamente.

Información nutricional por porción: Kcal: 92, Proteínas: 9.3g, Carbohidratos: 27.7g, Grasas: 1.7g

43.   Jugo de Manzana y Lima

Ingredientes:

1 manzana Dorada Deliciosa pequeña, sin centro

1 lima entera, sin piel

¼ cucharadita de canela, molida

1 taza de sandía, en trozos

1 banana grande, en trozos

1 taza de menta fresca, en trozos

Preparación:

Lavar la manzana y cortarla por la mitad. Remover el centro y trozar. Dejar a un lado.

Pelar la lima y cortarla por la mitad. Dejar a un lado.

Lavar la menta bajo agua fría. Colar y trozar. Dejar a un lado.

Cortar la sandía por la mitad. Cortar un gajo grande y reservar el resto en la nevera. Pelarlo y cortar en cubos. Remover las semillas y llenar un vaso medidor. Dejar a un lado.

Pelar la banana y trozar. Dejar a un lado.

Combinar la manzana, lima, sandía, banana y menta en una juguera, y pulsar. Transferir a un vaso y añadir la canela.

Agregar hielo picado y servir inmediatamente.

Información nutricional por porción: Kcal: 239, Proteínas: 4.2g, Carbohidratos: 69.5g, Grasas: 1.2g

44. Jugo de Frambuesa y Jengibre

Ingredientes:

1 taza de frambuesas

¼ cucharadita de jengibre, molido

1 taza de espinaca, en trozos

1 gajo mediano de melón dulce

1 manzana Dorada Deliciosa pequeña, sin centro

Preparación:

Poner las frambuesas en un colador y lavar bajo agua fría. Colar y dejar a un lado.

Lavar la espinaca bajo agua fría. Colar y trozar. Dejar a un lado.

Cortar el melón por la mitad. Remover las semillas y lavarlo. Cortar un gajo y pelarlo. Trozar y dejar a un lado. Reservar el resto en la nevera.

Lavar la manzana y cortarla por la mitad. Remover el centro y trozar. Dejar a un lado.

Combinar las frambuesas, espinaca, melón y manzana en una juguera, y pulsar. Transferir a un vaso y añadir el jengibre. Agregar hielo antes de servir.

Información nutricional por porción: Kcal: 142, Proteínas: 4.5g, Carbohidratos: 46.1g, Grasas: 1.4g

45.   Jugo de Coco y Arándanos

Ingredientes:

1 onza de agua de coco

1 taza de arándanos

2 tazas de frambuesas

1 calabacín mediano, en rodajas

1 nudo de jengibre pequeño, sin piel

Preparación:

Combinar los arándanos y frambuesas en un colador. Lavar bajo agua fría. Colar y dejar a un lado.

Lavar el calabacín y cortarlo en rodajas finas. Dejar a un lado.

Pelar el nudo de jengibre y trozarlo. Dejar a un lado.

Combinar los arándanos, frambuesas, calabacín y jengibre en una juguera, y pulsar. Transferir a un vaso y añadir el agua de coco.

Agregar hielo picado o refrigerar 5 minutos antes de servir.

Información nutricional por porción: Kcal: 164, Proteínas: 6.5g, Carbohidratos: 58g, Grasas: 2.7g

46.   Jugo de Ciruela y Manzana

Ingredientes:

1 ciruela entera, en trozos

1 manzana Fuji mediana, sin centro

1 taza de mango, en trozos

1 durazno grande, en trozos

1 onza de agua de coco

Preparación:

Lavar la ciruela y cortarla por la mitad. Remover el carozo y trozar. Dejar a un lado.

Lavar la manzana y cortarla por la mitad. Remover el centro y trozar. Dejar a un lado.

Pelar el mango y cortarlo en cubos. Rellenar un vaso medidor y reservar el resto.

Lavar el durazno y cortarlo por la mitad. Remover el carozo y trozar. Dejar a un lado.

Combinar la ciruela, manzana, mango y durazno en una juguera, y pulsar. Transferir a un vaso y añadir el agua de coco.

Agregar hielo y servir inmediatamente.

Información nutricional por porción: Kcal: 252, Proteínas: 3.8g, Carbohidratos: 71.1g, Grasas: 1.6g

47.   Jugo de Lima y Manzana

Ingredientes:

1 lima entera, sin piel

1 manzana Granny Smith pequeña, sin centro

1 taza de semillas de granada

1 taza de arándanos

¼ cucharadita de jengibre, molido

2 onzas de agua

Preparación:

Pelar la lima y cortarla por la mitad. Dejar a un lado.

Lavar la manzana y cortarla por la mitad. Remover el centro y trozar. Dejar a un lado.

Cortar la parte superior de la granada y deslizar hacia las membranas blancas. Remover las semillas a un vaso medidor y dejar a un lado.

Poner los arándanos en un colador. Lavar bajo agua fría y colar. Dejar a un lado.

Combinar la lima, manzana, semillas de granada y arándanos en una juguera, y pulsar. Transferir a un vaso y añadir el jengibre y agua.

Refrigerar 5 minutos antes de servir.

Información nutricional por porción: Kcal: 206, Proteínas: 3.3g, Carbohidratos: 61.1g, Grasas: 1.8g

48.   Jugo de Pepino y Calabacín

Ingredientes:

1 taza de pepino, en rodajas

1 calabacín pequeño, en cubos

1 taza de hinojo, en rodajas

1 pimiento amarillo grande, en trozos

1 taza de Lechuga romana, en trozos

Preparación:

Lavar el pepino y cortarlo en rodajas finas. Rellenar un vaso medidor y reservar el resto.

Lavar el calabacín y cortarlo en cubos. Dejar a un lado.

Recortar el bulbo de hinojo y remover las partes verdes. Lavar y trozar. Llenar un vaso medidor y reservar el resto. Dejar a un lado.

Lavar el pimiento y cortarlo por la mitad. Remover las semillas, trozar y dejar a un lado.

Lavar la lechuga romana bajo agua fría. Colar y trozar. Dejar a un lado.

Combinar el pepino, calabacín, hinojo, pimiento y lechuga en una juguera, y pulsar. Transferir a vasos y refrigerar 5 minutos antes de servir.

Información nutricional por porción: Kcal: 85, Proteínas: 5.3g, Carbohidratos: 25.2g, Grasas: 1.1g

49.   Jugo de Coco y Lima

Ingredientes:

2 onzas de agua de coco

1 lima entera, sin piel y por la mitad

1 naranja grande, sin piel

1 taza de brócoli, en trozos

1 taza de pepino, en rodajas

¼ cucharadita de jengibre, molido

Preparación:

Pelar la lima y cortarla por la mitad. Dejar a un lado.

Pelar y dividir la naranja en gajos. Cortar los gajos por la mitad y dejar a un lado.

Lavar el brócoli y recortar las hojas externas. Trozar y llenar un vaso medidor. Reservar el resto en la nevera.

Lavar el pepino y cortarlo en rodajas finas. Rellenar un vaso medidor y reservar el resto.

Combinar la lima, naranja, brócoli y pepino en una juguera, y pulsar. Transferir a un vaso y añadir el agua de coco y jengibre. Agregar hielo y servir inmediatamente.

Información nutricional por porción: Kcal: 106, Proteínas: 4.8g, Carbohidratos: 33.3g, Grasas: 0.6g

50.   Jugo de Limón y Manzana

Ingredientes:

1 limón entero, sin piel

1 manzana Fuji grande, sin centro y en trozos

2 bananas grandes, sin piel y en trozos

1 taza de menta fresca, en trozos

1 kiwi entero, sin piel

¼ cucharadita de canela, molida

Preparación:

Pelar el limón y cortarlo por la mitad. Dejar a un lado.

Lavar la manzana y cortarla por la mitad. Remover el centro y trozar. Dejar a un lado.

Pelar y trozar las bananas. Dejar a un lado.

Lavar la menta bajo agua fría. Colar y trozar. Dejar a un lado.

Combinar el limón, manzana, bananas, menta y kiwi en una juguera, y pulsar. Transferir a un vaso y añadir la canela.

Agregar hielo y servir inmediatamente.

Información nutricional por porción: Kcal: 398, Proteínas: 6.1g, Carbohidratos: 117g, Grasas: 2.1g

51. Jugo de Pera y Coco

Ingredientes:

1 pera pequeña, en trozos

2 onzas de agua de coco

1 taza de palta, en cubos

2 ciruelas enteras, en trozos

1 lima entera, sin carozo y en trozos

¼ cucharadita de jengibre, molido

Preparación:

Lavar la pera y cortarla por la mitad. Remover el centro y trozar. Dejar a un lado.

Pelar la palta y cortarla por la mitad. Remover el carozo y cortar en cubos. Llenar un vaso medidor y reservar el resto.

Lavar las ciruelas y cortarlas por la mitad. Remover los carozos y trozar. Dejar a un lado.

Pelar la lima y cortarla por la mitad. Dejar a un lado.

Combinar la pera, palta, ciruelas y lima en una juguera, y pulsar. Transferir a un vaso y añadir el agua de coco y jengibre.

Agregar hielo y servir inmediatamente.

Información nutricional por porción: Kcal: 328, Proteínas: 4.6g, Carbohidratos: 54.1g, Grasas: 22.6g

52. Jugo de Limón y Manzana

Ingredientes:

1 limón entero, sin piel

1 manzana Fuji pequeña, sin centro

1 taza de arándanos

1 taza de cerezas, sin carozo

1 banana grande, sin piel

¼ cucharadita de canela, molida

Preparación:

Pelar el limón y cortarlo por la mitad. Dejar a un lado.

Lavar la manzana y cortarla por la mitad. Remover el centro y trozar. Dejar a un lado.

Lavar los arándanos en un colador. Colar y dejar a un lado.

Lavar las cerezas y cortarlas por la mitad. Remover los carozos y ramas. Dejar a un lado.

Pelar y trozar la banana. Dejar a un lado.

Combinar el limón, manzana, arándanos, cerezas y banana en una juguera, y pulsar. Transferir a un vaso y añadir la canela.

Agregar hielo y servir inmediatamente.

Información nutricional por porción: Kcal: 340, Proteínas: 5.5g, Carbohidratos: 98.1g, Grasas: 1.7g

53.   Jugo de Banana y Calabacín

Ingredientes:

1 banana grande, en trozos

1 calabacín mediano, en rodajas

1 manzana Dorada Deliciosa grande, sin centro

1 naranja grande, sin piel y en gajos

2 onzas de agua

Preparación:

Pelar y trozar la banana. Dejar a un lado.

Pelar el calabacín y cortarlo por la mitad. Remover las semillas y trozar. Dejar a un lado.

Lavar la manzana y remover el centro. Trozar y dejar a un lado.

Pelar la naranja y dividirla en gajos. Dejar a un lado.

Procesar la banana, calabacín, manzana y naranja en una juguera.

Transferir a un vaso y refrigerar 10 minutos antes de servir.

Información nutricional por porción: Kcal: 296, Proteínas: 6.5g, Carbohidratos: 86.8g, Grasas: 1.7g

54.　　Jugo de Calabacín y Brócoli

Ingredientes:

1 taza de puerro, en trozos

1 taza de perejil fresco, en trozos

1 calabacín grande

1 taza de brócoli, en trozos

Un puñado de espinaca, en trozos

2 onzas de agua

Preparación:

Lavar y trozar el puerro. Dejar a un lado.

Lavar el perejil y espinaca y romper con las manos. Dejar a un lado.

Pelar el calabacín y cortarlo por la mitad. Remover las semillas y trozar. Dejar a un lado.

Lavar el brócoli y trozarlo. Dejar a un lado.

Combinar el puerro, perejil, calabacín, brócoli y espinaca en una juguera, y pulsar.

Transferir a vasos y añadir el agua. Agregar hielo y servir inmediatamente.

Información nutricional por porción: Kcal: 225, Proteínas: 13.1g, Carbohidratos: 58.7g, Grasas: 2.7g

55. Jugo de Manzana y Menta

Ingredientes:

1 manzana Granny Smith grande, sin centro

1 taza de menta fresca, en trozos

1 taza de moras

1 naranja grande, en gajos

1 cucharada miel

2 onzas agua de coco

Preparación:

Lavar la manzana y remover el centro. Trozar y dejar a un lado.

Poner la menta en un tazón y añadir 1 taza de agua tibia. Dejar reposar 15 minutos.

Poner las moras en un colador y lavar bajo agua fría. Colar y dejar a un lado.

Pelar la naranja y dividirla en gajos. Dejar a un lado.

Combinar la manzana, menta, moras y naranja en una juguera, y pulsar.

Transferir a vasos y añadir el agua de coco y miel. Agregar hielo y servir inmediatamente.

Información nutricional por porción: Kcal: 287, Proteínas: 5.3g, Carbohidratos: 88.4g, Grasas: 1.5g

56.   Jugo de Pepino y Cúrcuma

Ingredientes:

1 pepino grande, en rodajas

¼ cucharadita de cúrcuma, molida

1 taza de cantalupo, en trozos

1 taza de zapallo calabaza, en trozos

2 zanahorias grandes, en rodajas

1 onza de agua

Preparación:

Lavar el pepino y zanahorias y cortarlos en rodajas gruesas. Dejar a un lado.

Cortar el cantalupo por la mitad. Remover las semillas y pulpa. Cortar dos gajos medianos y pelarlos. Trozar y dejar a un lado. Reservar el resto en la nevera.

Pelar el zapallo calabaza y remover las semillas. Cortar en cubos y reservar el resto en la nevera.

Combinar las zanahorias, pepino, cantalupo y calabaza en una juguera, y pulsar.

Transferir a vasos y añadir la cúrcuma y agua.

Refrigerar 5 minutos antes de servir.

Información nutricional por porción: Kcal: 182, Proteínas: 6g, Carbohidratos: 53.8g, Grasas: 1.1g

57. Jugo Dulce de Manzana y Col Rizada

Ingredientes:

1 manzana Fuji grande, sin centro

1 taza de col rizada fresca, en trozos

1 taza de frutillas, en trozos

1 taza de arándanos agrios

1 pepino grande, en rodajas

Preparación:

Lavar la manzana y remover el centro. Trozar y dejar a un lado.

Lavar la col rizada y colarla. Romper con las manos y dejar a un lado.

Combinar las frutillas y arándanos agrios en un colador, y lavar bajo agua fría. Colar y cortar las frutillas por la mitad. Dejar a un lado.

Lavar el pepino y cortarlo en rodajas gruesas. Dejar a un lado.

Procesar la manzana, col rizada, frutillas, arándanos agrios y pepino. Transferir a vasos y agregar algunos cubos de hielo antes de servir.

Información nutricional por porción: Kcal: 229, Proteínas: 7.4g, Carbohidratos: 72g, Grasas: 1.9g

58.   Jugo de Palta y Vainilla

Ingredientes:

1 taza de palta, en trozos

¼ cucharadita de extracto de vainilla

1 pepino grande, en rodajas

1 taza de menta fresca, en trozos

3 kiwis enteros, sin piel

3 onzas de agua

Preparación:

Pelar la palta y cortarla por la mitad. Remover el carozo y trozarlo. Reservar el resto para otro jugo.

Lavar el pepino y cortarlo en rodajas gruesas. Dejar a un lado.

Lavar la menta bajo agua fría. Dejar a un lado.

Pelar los kiwis y cortarlos por la mitad.

Combinar la palta, pepino, menta y kiwis en una juguera, y pulsar. Transferir a un vaso y añadir el agua y extracto de vainilla.

Agregar hielo y servir inmediatamente.

Información nutricional por porción: Kcal: 351, Proteínas: 8.3g, Carbohidratos: 57.8g, Grasas: 23.6g

OTROS TITULOS DE ESTE AUTOR

70 Recetas De Comidas Efectivas Para Prevenir Y Resolver Sus Problemas De Sobrepeso: Queme Calorías Rápido Usando Dietas Apropiadas y Nutrición Inteligente

Por

Joe Correa CSN

48 Recetas De Comidas Para Eliminar El Acné: ¡El Camino Rápido y Natural Para Reparar Sus Problemas de Acné En 10 Días O Menos!

Por

Joe Correa CSN

41 Recetas De Comidas Para Prevenir el Alzheimer: ¡Reduzca El Riesgo de Contraer La Enfermedad de Alzheimer De Forma Natural!

Por

Joe Correa CSN

70 Recetas De Comidas Efectivas Para El Cáncer De Mama: Prevenga Y Combata El Cáncer De Mama Con una Nutrición Inteligente y Alimentos Poderosos

Por

Joe Correa CSN